AYUNO INTERMITENTE

Libro de cocina con recetas 5:2 para adelgazar

(Dieta 5: 2 para perder peso y mejorar la salud y la condición física en general)

Lev Rico

Publicado Por Daniel Heath

© Lev Rico

Todos los derechos reservados

Ayuno Intermitente: Libro de cocina con recetas 5:2 para adelgazar (Dieta 5: 2 para perder peso y mejorar la salud y la condición física en general)

ISBN 978-1-989853-42-9

Este documento está orientado a proporcionar información exacta y confiable con respecto al tema y asunto que trata. La publicación se vende con la idea de que el editor no esté obligado a prestar contabilidad, permitida oficialmente, u otros servicios cualificados. Si se necesita asesoramiento, legal o profesional, debería solicitar a una persona con experiencia en la profesión.

Desde una Declaración de Principios aceptada y aprobada tanto por un comité de la American Bar Association (el Colegio de Abogados de Estados Unidos) como por un comité de editores y asociaciones.

No se permite la reproducción, duplicado o transmisión de cualquier parte de este documento en cualquier medio electrónico o formato impreso. Se prohíbe de forma estricta la grabación de esta publicación así como tampoco se permite cualquier almacenamiento de este documento sin permiso escrito del editor. Todos los derechos reservados.

Se establece que la información que contiene este documento es veraz y coherente, ya que cualquier responsabilidad, en términos de falta de atención o de otro tipo, por el uso o abuso de cualquier política, proceso o dirección contenida en este documento será responsabilidad exclusiva y absoluta del lector receptor. Bajo ninguna circunstancia se hará responsable o culpable de forma legal al editor por cualquier reparación, daños o pérdida monetaria debido a la información aquí contenida, ya sea de forma directa o indirectamente.

Los respectivos autores son propietarios de todos los derechos de autor que no están en posesión del editor.

La información aquí contenida se ofrece únicamente con fines informativos y, como tal, es universal. La presentación de la información se realiza sin contrato ni ningún tipo de garantía.

Las marcas registradas utilizadas son sin ningún tipo de consentimiento y la publicación de la marca registrada es sin el permiso o respaldo del propietario de esta. Todas las marcas registradas y demás marcas incluidas en este libro son solo para fines de aclaración y son propiedad de los mismos propietarios, no están afiliadas a este documento.

TABLA DE CONTENIDO

PARTE 1

CAPÍTULO 1 - TODO SOBRE LA DIETA DE AYUNO INTERMITENTE 2

ENTONCES, ¿QUÉ ES LA DIETA DE AYUNO INTERMITENTE? 5

CAPÍTULO 2 - UNA VISIÓN GENERAL DE LAS OPCIONES DE ALIMENTOS SALUDABLES 9

LOS ALIMENTOS QUE DEBEN EVITARSE 12

CAPÍTULO 3 - SEMANA 1: AYUNO INTERMITENTE, RECETAS DE 500 CALORÍAS 18

TACOS BLANCOS DE POLLO 22

SIRVE A UNA PERSONA 22

BARRAS INTELIGENTES 24

TIRAS DE PAVO A LA MIEL Y MOSTAZA 26

RINDE: 4 TIRAS - SOLO COME DOS EN TUS DÍAS DE AYUNO 26

CAPÍTULO 4 - SEMANA 2: AYUNO INTERMITENTE, RECETAS DE 500 CALORÍAS. 28

CHILI DE TORTILLA Y QUESO 28

ARROZ FRITO CON CAMARONES 29

BATIDO DE BANANA CON PROTEÍNAS 30

CAPÍTULO 5 - SEMANA 3: AYUNO INTERMITENTE, RECETAS DE 500 CALORÍAS 31

TACOS DE BISTEC Y PIMIENTOS 31

PAPAS RELLENAS DE CHILI Y QUESO 33

POLLO CAJÚN Y ARROZ SUCIO 34

CAPÍTULO 6 - SEMANA 4: AYUNO INTERMITENTE, RECETAS DE 500 CALORÍAS 36

CHURRASCO CON ENSALADA DE RÚCULA Y BATATAS FRITAS....................................38

CAPÍTULO 7 - CONCLUSIÓN....................................40

PARTE 2....................................43

INTRODUCCIÓN....................................44

ENSALADA DE PATATA Y TOCINO....................................46

ENSALADA DE POLLO A LA PARRILLA CON NARANJA 48

ENSALADA RÁPIDA DE FRESAS....................................51

ENSALADA DE ATÚN....................................52

ENSALADA DE AGUACATE Y QUINUA 52

ENSALADA DE TOMATE Y PEPINO 55

ENSALADA DE PAVO Y MOSTAZA....................................57

ENSALADA DE MANZANA Y COL....................................59

SALSA DE MANZANA Y CEREZA 61

ENSALADA DE MENTA Y CILANTRO 62

ENSALADA DE ZANAHORIA Y MIEL....................................66

PORCIONES: 6, 31 CALORÍAS POR PORCIÓN 66

ENSALADA DE TOMATE Y ATÚN....................................70

ENSALADA DE CACTUS....................................72

ENSALADA DE FRIJOLES NEGROS PICANTES 73

Parte 1

Capítulo 1 - Todo sobre la dieta de ayuno intermitente

Vivimos en una cultura que simplemente está llena de opciones de comida. No puede conducir por una calle en la mayoría de las ciudades sin encontrarse con al menos algunos restaurantes de comida rápida. Y cuando se toma en cuenta la disponibilidad para obtener alimentos en tiendas de abarrotes, tiendas de conveniencia, estaciones de servicio e incluso en línea, es fácil ver por qué tantas personas tienen problemas para seguir una dieta saludable.

Si bien es maravilloso vivir en una sociedad donde siempre hay alimentos disponibles, todos podemos entender por qué es tan difícil para las personas perder peso en estos días. Si eres alguien que come cuando estresado, le gusta comer comidas rápidas o simplemente alguien que opta por las opciones más convenientes a la hora de comer, puede ser muy difícil encontrar un plan de alimentación que le permita mantener el control con tanta comida fácilmente obtenible.

Sin embargo, si está buscando perder peso rápidamente, y quiere hacerlo sin recurrir a otra dieta de moda que es casi seguro que le fallará a largo plazo, la dieta de ayuno intermitente puede ser justo lo que ha estado buscando. Este plan de dieta, que consiste en comer una dieta bien balanceada la mayoría de los días, mientras limita las calorías durante ciertos periodos de tiempo preplanificados, ha demostrado ser exitoso para millones de personas que realmente quieren perder peso y ponerse en forma..

Desde fisicoculturistas hasta atletas profesionales, hay muchas personas que han descubierto que la pérdida de peso en ayunas intermitente no solo es posible, sino que también es muy fácil y agradable.

Puede parecer contrario a la intuición pensar que un período corto de calorías muy bajas podría ser fácil de seguir para perder peso, pero este método es muy poderoso y muy fácil también.

Entonces, ¿qué es la dieta de ayuno intermitente?

Tal vez sea mejor diseñar un horario de ayuno intermitente típico para ayudarlo a comprender. Aquí hay un breve desglose de cómo aconsejo a las personas que se acerquen al ayuno intermitente:

Los días 1 a 5 son días en los que come un poco por debajo de su mantenimiento calórico. Para la mayoría de las personas esto significa comer entre 1500 y 2000 calorías.

El día 6 es un día en el que puede comer un poco más de lo que comió durante los primeros cinco días. Le recomiendo que coma entre 500 y 1000 calorías más que durante los días 1 a 5.

El día 7 es tu día de ayuno. Este es un día en el que no pasará completamente sin comer, pero limitará su ingesta calórica a aproximadamente 500 calorías.

Una vez que haya terminado con el día 7, vuelva a comenzar el ciclo. El truco está en superar ese día de ayuno sin hacer trampa en su dieta o tirar la toalla por completo. Para hacerlo con éxito, necesita tener algunas recetas rápidas a las que pueda acudir cuando ingiera una ingesta calórica muy limitada (en este caso, de 500 calorías).

Ahí es donde este eBook entra en la ecuación. Ahora que comprende los conceptos básicos de cómo funciona una dieta de ayuno intermitente, este libro electrónico le brinda la pieza faltante del rompecabezas: recetas sabrosas, nutritivas y simples que puede usar en sus días de ayuno.

Las recetas de las que hablaremos un poco más tarde son todas las recetas de 500 calorías que son fáciles de preparar, llenan, y todas tienen un sabor lo suficientemente bueno como para ayudarlo a seguir con su día de ayuno para el éxito de la pérdida de peso a largo plazo.

En realidad, discutiremos cuatro semanas completas de recetas que puede utilizar a medida que avanza en su primer mes de ayuno intermitente de 500 calorías. Sin embargo, antes de llegar a los meses completos de recetas bajas en calorías, vamos a analizar algunas de las elecciones inteligentes de alimentos que debe tomar mientras trabaja con la dieta de ayuno intermitente.

Es posible hacer este tipo de dieta utilizando prácticamente cualquier tipo de alimento. Pero si realmente desea estar lo más sano, delgado y en forma posible, es mejor considerar cuidadosamente los alimentos que come; Especialmente en tus días de ayuno muy bajos en calorías.

Desea obtener tanto poder nutricional como pueda cuando está comiendo solo 500 calorías en sus días de ayuno.

En el siguiente capítulo, analizaremos algunas de las cosas que debe tener en cuenta cuando está siguiendo esta dieta y el poder de ciertas opciones de alimentos para perder peso rápidamente y mantenerse lo más saludable posible.

Capítulo 2 - Una visión general de las opciones de alimentos saludables

Como mencioné en el capítulo anterior, puede optar por comer casi cualquier cosa, siempre y cuando el total de calorías consumidas sea de aproximadamente 500 calorías en sus días de ayuno. Sin embargo, dicho todo esto, le conviene a usted elegir alimentos inteligentes, especialmente en los días en los que está limitando gravemente su consumo de calorías.

Conoces el viejo dicho que dice: "¡Eres lo que comes!", ¿Verdad? Bueno, es verdad. Usted realmente es lo que come, y elegir los alimentos correctos contribuye en gran medida a mantener la salud, la vitalidad y el bienestar. Y también puede aumentar sus posibilidades de perder peso rápidamente asegurándose de que los alimentos que consume sean saludables, saludables y nutritivos.

Recomiendo consumir una dieta que esté prácticamente libre de alimentos procesados. Trate de comer alimentos que sean alimentos integrales. ¿Qué significa esto? Bueno, intenta ver las etiquetas de los ingredientes en los alimentos que comes. Los alimentos que contienen uno o posiblemente dos ingredientes son más que probables los alimentos integrales. Pero los alimentos que contienen una gran lista de ingredientes probablemente se han procesado de ocho maneras desde el domingo.

Los alimentos procesados normalmente están rellenos con sodio, jarabe de maíz alto en fructosa, harina blanca y refinada y toda una serie de sabores, colores e ingredientes artificiales que son simplemente malos para la salud.

Sé que no es realista esperar que nunca comas alimentos procesados, pero debes hacer todo lo posible para reducir la ingesta de alimentos procesados tanto como sea posible. Si te concentras en comer fuentes de proteínas magras, frutas, verduras, nueces y semillas, encontrarás que es fácil evitar la comida chatarra procesada mientras sigues comiendo mucha comida que sabe bien, te llena y realmente promueve un estilo de vida más saludable.

Los alimentos que deben evitarse

Aquí hay algunos alimentos que creo que deberías evitar como la plaga en la dieta de ayuno intermitente. Diablos, incluso le aconsejo que evite estos alimentos en su mayor parte, incluso si decide dejar la dieta AI. Cuanto más pueda reducir su ingesta diaria de estos tipos de alimentos, mejor se sentirá cuanto más peso perderá y mejor será la calidad de vida en general.

Estos son los alimentos que debe evitar mientras está en la dieta de ayuno intermitente:

Alimentos con alto contenido de sodio.

Productos de harina blanca: pan blanco, pasta, etc.

Comidas rápidas: hamburguesas, pizzas, tacos, etc.

Alimentos con jarabe de maíz alto en fructosa.

Alimentos fritos.

Sé que querrás complacer y comer algunos de estos alimentos de vez en cuando, y deberías. No es que sea tan saludable comer este tipo de alimentos, pero comer una merienda pecaminosa de vez en cuando (preferiblemente en el Día 6 de las comidas con mayor contenido calórico) puede ayudarlo a sobrellevar las limitaciones que establece en ti mismo durante otros días de dieta intermitente en ayunas. Simplemente no se exceda en esos días de mayor ingesta calórica y haga lo que pueda para evitar estos alimentos en los otros seis días de su dieta, especialmente en su día de pseudo-ayuno de 500 calorías.

Ahora que hemos hablado acerca de algunos alimentos que deben evitarse / consumirse con moderación, hablemos sobre los tipos de alimentos que deberían constituir la mayor parte de su dieta. No es una buena idea adoptar un enfoque de "solo calorías" para hacer dieta. Si bien es importante controlar su ingesta calórica total, es mejor hacerlo en conjunto con opciones de alimentos inteligentes y saludables. Con esto en mente, aquí hay algunos de los alimentos que deberían constituir la mayoría de las calorías que consume de manera regular, especialmente en sus días de ayuno:

Carne magra
Pechuga de pollo sin hueso / sin piel
Huevos
Alubias
Nueces - todas las variedades y crudas cuando sea posible
Frutas: de todo tipo, pero frescas, enteras y sin procesar.
Verduras - igual que con las frutas.

Puedes comer algunos granos integrales y productos lácteos, pero hazlo con moderación. Por ejemplo, una taza de yogur griego cada pocos días no es una mala idea, pero beber una o dos tazas de leche o comer queso todos los días definitivamente no es una buena idea.

Concéntrese siempre en comer proteínas magras en combinación con frutas y verduras enteras. Agregue algunas nueces y semillas crudas y saludables, y tendrá la base para una dieta muy saludable que le dará mucha energía y le ayudará a aumentar su metabolismo para una pérdida de peso súper rápida.

Algunas personas descubren que pierden mucho peso simplemente eliminando las comidas rápidas y procesadas de sus dietas. Sugiero simplemente eliminar estos alimentos una o dos semanas antes de saltar al plan de pérdida de peso en ayunas intermitente en toda regla. Es posible que se sorprenda de cuánto peso perderá simplemente eliminando esas malas elecciones de alimentos durante unas pocas semanas.

Por lo tanto, si tuviera que escribirle una receta para alimentos saludables que estimulen la pérdida de peso, le diría que debería hacer que su alimentación diaria se base sólidamente en torno a las fuentes de proteínas magras, un montón de vegetales de hojas verdes, algunas porciones de frutas para su antojo dulce y algunas nueces y semillas para asegurarte de que consumes muchos ácidos grasos Omega saludables todos los días.

Al concentrarse en estos tipos de alimentos y eliminar los alimentos excesivamente procesados que son tan comunes en las dietas de la mayoría de las personas, se sorprenderá de los resultados que obtiene. Y cuando use este estilo de comer con el estilo de dieta de ayuno intermitente, quedará literalmente asombrado ante los resultados que obtiene.

Esté preparado para que muchas personas le pregunten si ha perdido peso o le digan que se ve mejor que nunca, porque esas son solo algunas de las reacciones que las personas suelen tener cuando se apegan al plan de pérdida de peso de ayuno intermitente para solo algunas semanas.

Bueno, hemos cubierto mucho terreno en tan solo un corto período de tiempo en este capítulo. Ahora es el momento de poner las cosas en marcha. En los siguientes capítulos encontrará un puñado de recetas de 500 calorías que puede utilizar durante sus días de ayuno. Las primeras semanas incluyen algunos alimentos "divertidos" que hacen que sea más fácil seguir con sus días de ayuno. Las semanas 3 y 4, sin embargo, incluyen recetas más magras / sinuosas que te ayudarán a concentrarte y perder grasa corporal rápidamente durante las dos últimas semanas de tu primer mes con la dieta de ayuno intermitente.

Capítulo 3 - Semana 1: Ayuno Intermitente, recetas de 500 calorías

¡Finalmente estamos aquí! Ahora vas a encontrar algunas recetas rápidas, fáciles y nutritivas que puedes usar en tus días de ayuno de 500 calorías. Por diseño, he incluido solo recetas que son prácticas, fáciles de hacer en tan solo unos minutos y lo suficientemente sabrosas para satisfacer sus antojos en aquellos días en los que elige comer un menú con menos calorías.

Tenga en cuenta que incluso con las mejores recetas disponibles para estos días, el hecho de que una dieta / ayuno muy bajo en calorías requiere ser disciplinado y concentrado. La mayoría de nosotros hemos condicionado nuestros cuerpos para que esperen miles de calorías en un día determinado. Como tal, el cuerpo a veces luchará contra usted en su búsqueda para ayunar y perder peso.

Recuérdese estos hechos y que su día de ayuno es solo de 24 horas, antes de comenzar.

Aquí hay algunos consejos rápidos que le ayudarán a seguirlo en sus días de ayuno también:

Doble su consumo de agua. Cada plan de pérdida de peso exitoso debe implicar que usted beba mucha agua cada día. Como mínimo, debe beber 12 tazas de agua durante los días de ayuno en las comidas bajas en calorías.

Incluya muchas verduras extra si tiene demasiada hambre. Si bien estamos haciendo todo lo posible por mantenernos en el límite de 500 calorías en los días en que ayunas, puedes agregar una o dos tazas de verduras de hoja verde para llenar tu estómago si tienes una sensación de hambre intensa.

Tómelo con calma en sus días de ayuno. No programe ninguna sesión de ejercicios intensos en los días en que limite su consumo de calorías. Puedes mantenerte activo, pero no corra, levante pesas o hacer actividad física extenuante.

Las frutas deben limitarse en los días de ayuno. Si bien siempre lo aliento a comer muchas frutas frescas, ya que su día de ayuno se trata de mantener un conteo calórico bueno y bajo, comer más de una o dos tazas de fruta puede aumentar su nivel de calorías un poco demasiado. Use la moderación extrema al agregar cualquier fruta a su plan de alimentación del día de ayuno.

Tenga en cuenta estos consejos cuando comience sus días de ayuno. Esta información puede ayudar a darle una ventaja y, sin duda, hará que sus días de ayuno sean un poco más fáciles de superar. Sin embargo, después de tener algunos días de ayuno en su haber, encontrará que superar estos días es cada vez más fácil. De hecho, si usted es como muchas otras personas que se apegan a los planes de pérdida de peso en ayunas intermitentes, es posible que decida introducir un día adicional de ayuno en la mezcla una y otra vez.

Ahora estamos listos para comenzar con las cosas buenas: sus recetas de 500 calorías para la primera semana. Te daré algunas recetas para elegir. Si no te gusta uno, siempre puedes probar uno de los otros.

Tacos Blancos De Pollo
Sirve a una persona

Ingredientes
3 onzas de Pechuga de pollo sin piel a la parrilla
Dos tortillas de maíz de 6 pulgadas
¼ taza de alubios negros.
Lechuga picada, tomate, cebolla, salsa
¼ taza de arroz, integral o español.
¼ taza de aguacate, en cubos.
Spray de cocina de aceite de oliva virgen extra

Instrucciones

 Rocíe las pechugas de pollo con aceite de olivaextra virgen y ase a la parrilla hasta que esté listo. Envuelva el pollo asado en una tortilla caliente y rellene con lechuga, cebolla, tomate, aguacate y salsa. Coma éste con un poco de arroz y alubios negros al plato. Para obtener una comida similar en los restaurantes, pida dos tacos blandos de pollo sin queso, crema agria o cualquier otro extra que no sea salsa. También puede sustituir el pollo con camarones, pescado o carne magra.

Barras inteligentes

Esta receta hace 32 barras. Puede congelarlos para comer durante toda la semana como un snack o comer dos o tres barras en sus días de ayuno.

Ingredientes
1 taza de avena de cocción rápida
½ taza de semillas de girasol
½ taza de germen de trigo tostado
2 huevos grandes
1 banana madura, pelada y cortada en trozos
½ taza de albaricoques secos.
½ taza de nueces de pacana.
½ taza de pasas
½ taza de arándanos secos.
½ taza de leche instantánea sin grasa
¼ taza de harina de pastelería integral
1 cucharadita de canela
1/3 taza de jarabe de arce
1 cucharadita de extracto de vainilla

Instrucciones

1. Precaliente el horno a 350ºF. Cubra un molde para hornear de 9 × 13 pulgadas con spray antiadherente.
2. Mezcle la avena, las semillas de girasoles, los albaricoques, las nueces, las pasas, los arándanos, la leche en polvo, la harina y la canela con su procesador de alimentos hasta que todos los ingredientes estén finamente picados. Luego agregue el jarabe, la banana, los huevos y la vainilla y añada todo a la mezcla final.
3. Transfiera la mezcla a la sartén, humedezca las yemas de sus dedos con agua fría y presione hacia abajo para que todo esté nivelado. Hornee hasta que la mezcla esté dorada y firme al tacto, esto demora unos 20 minutos.
4. Enfriar en la sartén y cortar en 32 barritas.

Tiras de Pavo a la Miel y Mostaza
Rinde: 4 tiras - solo come dos en tus días de ayuno

Ingredientes
¼ taza de Dijon o mostaza amarilla
2 cucharadas de miel
¾ taza de migas de pan integral de trigo integral
½ cucharadita de salsa de soja reducida en sodio
Una libra de pechuga de pavo sin piel y sin huesos, cortada en tiras

Instrucciones
1. Precaliente el horno a 400ºF. Rocíe una bandeja para hornear con un spray antiadherente saludable.

2. Use un batidor para combinar la salsa de miel, mostaza y soja en un tazón pequeño. Poner las migas de pan en un plato de papel. Sumergir las tiras de pavo en la mezcla y luego enrollar en

las migas de pan. Rocíe las tiras con el spray antiadherente y hornee a 400 grados durante 20 a 25 minutos.

Capítulo 4 - Semana 2: Ayuno Intermitente, recetas de 500 calorías.

Chili de Tortilla y Queso

Ingredientes
1 ½ tazas de chili vegetariano
2 cucharadas de cebolletas picadas
2 tazas de verduras mixtas
8 chips de tortilla, rotos
2 cucharadas de queso cheddar rallado
1 cucharada de aderezo para ensaladas italiano bajo en grasa

Instrucciones

Caliente el chile y cúbralo con cebolletas, un poco de queso y los trozos de tortilla rotos. Sirva con una ensalada grande y verde para una diversión, llenando el almuerzo o la cena.

Arroz Frito Con Camarones

Ingredientes
1 taza de arroz integral cocido
1 diente de ajo, picado
1 cucharada de aceite de sésamo
1 cucharada de salsa de soja baja en sodio
1 cucharada de jengibre rallado
3 onzas de camarones precocidos
2 tazas de bok choy o col rizada

Instrucciones

Saltea los primeros cinco ingredientes y luego agrega los camarones y el bok choy / col rizada. Cocine durante unos cinco minutos en su sartén a temperatura baja a media.

Batido de banana con proteínas

Ingredientes
1 porción de proteína de suero de leche sabor vainilla
1 taza de banana en rodajas
1 porción de leche chocolatada de almendras
1 porción de aceite de linaza

Instrucciones

Pelar y cortar la banana y poner en la licuadora.
Añadir una cucharada de mezcla de proteína de suero de leche sabor vainilla.
Añadir media taza de hielo picado.
Añadir una cucharada o dos de aceite de linaza.
Mezclar todo hasta que esté cremoso y beber.

Capítulo 5 - Semana 3: Ayuno Intermitente, Recetas de 500 calorías

Tacos De Bistec y Pimientos

Ingredientes
1 cucharada de aceite de oliva
1 cucharadita de comino
1 diente de ajo, picado
Tiras de bistec de 3 onzas (use bistec redondo con muy poca grasa visible)
1 media taza de pimientos verdes y rojos en rodajas
Una media taza de cebolla en rodajas
2 tortillas pequeñas de grano entero (6 pulgadas)
4 cucharadas de salsa
2 cucharadas de crema agria baja en grasa

Instrucciones

Saltee el aceite de oliva, el ajo y el comino durante un minuto en una sartén. Agregue las tiras de carne y cocine durante aproximadamente 5 minutos a un nivel de calor bajo / medio. Agregue el pimiento y las cebollas y cocine por unos 10 minutos más. Póngalo todo junto en una tortilla, cubra con salsa / crema agria y disfrute.

Papas Rellenas De Chili Y Queso

Ingredientes
1 papa mediana
½ taza de pavo o chili vegetariano.
2 tazas de brócoli picado
¼ taza de queso cheddar rallado (opcional)

Instrucciones

Hornear la papa en el microondas durante 5 a 7 minutos. Envuelva la papa en papel de aluminio y deje reposar durante 5 minutos. En una olla calentar el chile y el brócoli picado. Corte la papa a lo largo y cúbrala con la mezcla de chili / brócoli. Si lo desea, espolvoree el queso para dar un poco de sabor adicional y textura.

Pollo cajún y arroz sucio

Ingredientes
1 cucharadita de condimento de cajun seco
4 onzas de pechuga de pollo
2 cucharaditas de aceite de oliva
2 dientes de ajo, picados
1 taza de cebolla picada
1 pimiento verde, cortado en cubitos
2 cucharadas de pasta de tomate
Salsa tabasco, a gusto.
¾ taza de arroz integral precocido

Instrucciones

Espolvoree el condimento sobre el pollo y hornee o ase hasta que esté listo. Agregue aceite a la sartén y saltee la cebolla, el pimiento, la pasta de tomate, el ajo y la salsa Tabasco durante tres minutos. Agregue el arroz intregral precocido y saltee durante otros 5 minutos. Servirlo todo encima del pollo.

Capítulo 6 - Semana 4: Ayuno Intermitente, Recetas de 500 calorías

Postre Crujiente de Mantequilla de Maní y Manzana

Doble la receta para 400 calorías. Puedes comer 2 ½ de estos en tus días de ayuno o mezclarlos con parte de otra receta como tu postre bajo en calorías.

Ingredientes

1 manzana mediana
½ cucharada mantequilla de maní
½ taza de cereal - prueba el cereal original Fiber One

Instrucciones

Cortar la manzana en cuatro rebanadas y extender la mantequilla de maní. Cubra con el cereal para obtener un bocadillo crujiente y dulce que toma solo unos minutos para hacer.

Churrasco con Ensalada de Rúcula y Batatas Fritas

Rinde 2 porciones, aproximadamente 390 calorías por porción

Igredientes

½ cucharada aceite de oliva
8 onzas churrasco
1 cucharadita sal kosher
½ cucharadita Pimienta negra
1 bolsa de rúcula (5 onzas)

Para las batatas fritas:

1 batata
2 cucharaditas aceite de oliva
Sal y pimienta a gusto
Spray para cocinar

Instrucciones

1. Precaliente el horno a 400 grados F.

2. Corte la papa en palitos de una pulgada y cúbralos con sal, pimienta y aceite. Cubra la bandeja para hornear con un spray antiadherente saludable y separe las rodajas de bata en una sola capa. Hornéalos hasta que estén dorados y crujientes. Tarda unos 35 minutos.

3. Mientras se cocinan las batatas, caliente el aceite en una sartén grande a fuego alto. Sazone su churrasco con sal y pimienta. Cocine por 2 a 3 minutos por lado.

4. Transfiera al horno y cocine durante aproximadamente 8 minutos para un churrasco de tamaño medio. Puedes cocinar más tiempo si te gusta el tuyo bien cocido.

5. Poner todos los ingredientes juntos y rociar con vinagre balsámico a gusto.

Capítulo 7 - Conclusión

Hay literalmente cientos de recetas con las que puedes experimentar durante tus días de ayuno. La dieta de ayuno intermitente no requiere que te limites a ninguna lista de recetas, así que siéntete libre de experimentar y probar cosas nuevas. En algunos días de ayuno, podría comer simplemente dos pechugas de pollo (aproximadamente 400 calorías), una ensalada verde grande (prácticamente sin calorías) y una cucharada de mantequilla de almendras natural (aproximadamente 100 calorías). Sí, ese es un día bastante simple y ordinario de comida, pero ese tipo de creaciones culinarias simples funcionan en un apuro.

Lo principal que querrá hacer es vigilar su ingesta calórica. Haz tu mejor esfuerzo para mantenerte alrededor de 500 calorías en los días en que estás en modo de ayuno completo. Por supuesto, puede usar recetas de la semana 4 durante la semana 1 y viceversa. No tenga miedo de mezclar las cosas y divertirse un poco probando nuevos alimentos durante sus días de ayuno.

Y recuerde la importancia de comer solo un poco más de lo habitual en los días anteriores a su día de ayuno. El día 6 se trata de divertirse un poco y llenar su barriga un poco más de lo normal antes de que haga todo lo posible y reduzca su ingesta de calorías a 500 calorías.

Sigue con esto y trata de encontrar otras recetas bajas en calorías para probar tus días de ayuno. Beba mucha agua y use esas verduras de hoja verde para llenarse cuando ya está cerca de su límite calórico del día, pero desea evitar esos dolores de hambre.

Pruebe el Plan de dieta intermitente durante cuatro semanas y creo que se sorprenderá de los resultados. Y si realiza este plan de dieta junto con el ejercicio (como lo recomiendo en mi libro electrónico de dieta de ayuno intermitente) verá que la grasa corporal se derrite como nunca antes había soñado.

¡Buena suerte en tu viaje a una TU más delgada y saludable!

Parte 2

Introducción

Tienes la libertad de comer lo que quieras durante los cinco días festivos. Sin embargo, debes tener cuidado de no sentir tu estómago con demasiada chatarra.

Todas las dietas para perder peso que he encontrado tienen muchas restricciones. Te dicen que no comas esto o aquello. Algunas incluso dictan el tiempo en que debes comer o no comer.

Con la dieta de 5: 2, puedes comer lo que quieras cuando quieras durante los cinco días sin ayuno. Prefiero llamar a estos cinco días "los días festivos". Cuando tengas mucha hambre o antojo de un capricho durante los días de ayuno, simplemente convénzase de que puede tenerlo al día siguiente. Esto hace que sea fácil para cualquiera ayunar.

Logré un éxito más rápido y más fácil con esta dieta que con cualquier otra dieta que haya probado. Perdí alrededor de una libra en una semana con un esfuerzo mínimo de mi parte.

¿Temes el ayuno? Tenía mucho miedo de ayunar porque nunca lo había hecho antes. Decidí buscar varias recetas bajas en calorías. Cada vez que me sentía muy hambrienta, me servía una ensalada. Las ensaladas me mantuvieron durante mis días de ayuno.

Tienes todas las ensaladas que disfruté en el siguiente capítulo. Te mantendrán lleno todo el día. No debes preocuparte más por el hambre.

Ensalada de Patata y Tocino

Porciones: 4, calorías por porción: 183

Ingredientes

4 rebanadas de tocino.

3 tazas de papas, cortadas en cubitos, peladas.

1 cucharadita de perejil, fresco, picado.

3 cucharadas de azúcar blanca.

1 cebolla pequeña, picada.

2 cucharadas de agua.

1/8 cucharadita de pimienta negra, molida.

¼ taza de vinagre blanco.

1 cucharadita de sal.

Instrucciones

En una olla, agrega las papas, y cúbrelas con agua fría. Cocínalas hasta que hiervan. Baja el fuego y continúa cocinando durante aproximadamente 10 minutos más. Asegúrate de que las papas estén tiernas. Coloca las papas en unplato y manténgalas calientes. Calienta un sartén grande a fuego alto. Agrega el tocino y cocínalo hasta que se dore uniformemente. Voltéalo durante la cocción para que todos los lados se doren.

Transfiere el tocino en una bandeja. En el mismo sartén, saltea las cebollas durante unos minutos. Mézclala con el agua, azúcar, vinagre y sal. Cocina la mezcla hasta que hierva. Mezclalas papas y el perejil. Revuelve en parte del tocino. Cocina durante aproximadamente 1 a 2 minutos. Coloca la mezcla de papas en un tazón para servir. Cubre con el tocino reservado y disfrútalo.

Ensalada de pollo a la parrilla con naranja

Porciones: 4, Por porción: 283 calorías

Ingredientes

2 naranjas peladas, picadas

½ taza de jugo de naranja

4 mitades de pechuga de pollo (4 oz.), Sin piel, sin hueso

4 cebollas verdes picadas

1 cucharadita de chile en polvo

¼ taza de jugo de limón

2 chalotes picados

8 tazas de lechuga romana, rasgada

1 cucharadita de comino, molido

2 dientes de ajo picados

2 tallos en rodajas de apio España

1 cucharadita de azúcar blanca

Instrucciones

Mezcla el jugo de limón, el ajo, el chile en polvo, la azúcar, el jugo de naranja, los chalotes y el comino en un tazón. Coloca el pollo en una bolsa de plástico, agrega la mitad de la mezcla de jugo de limón y bate bien. Refrigéralo en la nevera durante aproximadamente 2 horas. Mantén la otra mitad de la mezcla de jugo de limón en la nevera. Cuando esté listo para cocinar, precalienta la parrilla a fuego medio-alto. Prepara la rejilla engrasándola. Retira el pollo de la marinadora y la parrilla durante unos 7 minutos, gira y cocina el otro lado durante 7 minutos o hasta que esté bien cocido.

Mezcla las cebollas verdes, la lechuga, el apio y las naranjas en un tazón grande. Agrega la mezcla de jugo de limón reservada; revuelve para mezclar. Agrega el pollo y disfrútalo.

Ensalada rápida de Fresas
Porciones: 12, 81 calorías por porción

Ingredientes

1 Envase de yogur de fresa de 8 oz.
1 pinta de fresas rebanadas y frescas.

3 plátanos pelados y en rodajas.

1 libra de uvas verdes, sin semillas, divididas en dos.

Instrucciones

Mezcla el plátano, las uvas, las fresas y el yogur en un tazón grande. Revuelve ligeramente para mezclar. Disfrútala.

Ensalada de Atún

Porciones: 4, 219 calorías por porción

Ingredientes

1 Lata de atún de 6 onzas drenado.
¼ cucharadita de pimienta negra, molida.
1 cucharadita de mostaza preparada al estilo Dijon.
1 tallo de apio picado.
1 cucharadita de mayonesa.
¼ taza de cebolla picada.
1 cucharadita de salsa de pepinillos dulces.

Instrucciones

Agrega el atún en un tazón y escama con un tenedor. Mézclaloconla salsa de pepinillos, apio, pimienta negra, mayonesa, mostaza y cebolla. Refrigéralo antes de servir.

Ensalada de aguacate y quinua

Porciones: 4, 219 calorías per porción

Ingredientes

2 aguacates en cubos.

1 taza de quinua.

¼ taza de jugo de limón, fresco.

¼ taza de queso cotija, desmenuzado.

1 lata de 14 ozde garbanzo escurrido y enjuagado.

1 Lata de 14 oz de tomates picados y escurridos con chile verde.

2 tazas de agua.

1 manojo de cilantro picado.

2 cucharadas de aceite de oliva.

1 cucharadita de sal kosher.

1/8 cucharadita de pimienta negra, molida.

Instrucciones

En una cacerola, agrega agua, sal y quinua. Cocinala mezcla hasta que hierva. Baja el fuego y cocina a fuego lento hasta que la quinua esté bien cocida. Puedes tardar unos 20 minutos. En un tazón grande, mezcla los tomates, el jugo de limón, la pimienta, los frijoles y el aceite de oliva. Mezcla bien. Mezcla la quinua cocida y enfría en el refrigerador durante aproximadamente 2 a 3 horas antes de servir. Cuando esté listo para servir, cubre con aguacate, cilantro y queso.

Ensalada de Tomate y pepino

Porciones: 6, 39 calorías por porción

Ingredientes:

1 pepino en rodajas.

5 tomates en cubitos.

½ taza de perejil, picado.

½ taza de albahaca, fresca, picada.

2 cucharadas de vinagre de vino blanco.

1 cebolla picada.

1 pimiento verde picado.

Sal y pimienta al gusto.

Instrucciones

Mezcla el pepino, los tomates, el perejil, la albahaca, el vinagre de vino blanco, las cebollas, el pimiento verde, la sal y la pimienta en un tazón grande. Mueve ligeramente para mezclar. Refrigéralo por aproximadamente 2 horas antes de servir.

Ensalada de Pavo y Mostaza

Porciones: 3 tazas, 40 calorías por porción

Ingredientes:

2 cucharaditas de mostaza Dijon, preparada.

¾ lb. carne de pavo, cocida.

1 cucharadita de azúcar blanca.

3 cucharadas de mayonesa.

3 cebollas verdes, picadas.

¼ cucharadita de sal.

½ pimiento rojo.

2 tallos de apio España.

1 cucharada de vinagre de sidra.

Instrucciones

En un procesador de alimentos, agrega el pavo, las cebollas verdes, el apio y el pimiento rojo. Procésalohasta que esté bien mezclado. Vierte la mezcla en un tazón grande. Agrega la mostaza, el azúcar blanco, la mayonesa, el vinagre de sidra y la sal. Enfría durante aproximadamente 8 a 10 horas. Sirve.

Ensalada de Manzana y col

Porciones: 6, 99 calorías por porción.

Ingredientes

1 taza de zanahoria, rallada

4 tazas de repollo, rallado

2 cucharadas de mayonesa

1 manzana sin corazón, pelada

1 cucharada de jugo de piña

1 cucharada de azúcar morena

2 cucharaditas de vinagre blanco

1 cucharadita de pimienta negra, molida.

2 cucharaditas de miel

1 pizca de sal

Instrucciones

En un tazón pequeño, mezcla el vinagre, la miel, la mayonesa, la azúcar morena y el jugo de piña. Deja de lado. En un tazón grande, mezcla la zanahoria, el repollo y la manzana. Agrega el aderezo para ensaladas. Espolvorea con pimienta y sal. Sirve frío.

Salsa de Manzana y Cereza

Porciones: 8, 155 calorías por porción.

Ingredientes

2 tazas de salsa de manzana

1 paquete de 6 onzas. de gelatina con sabor a cereza

½ taza de cinnamon red hotcandies

2 tazas de agua

Instrucciones

En una cacerola, agrega agua y calienta hasta que hierva. Agrega los caramelos y la mezcla de gelatina de cereza. Revuelve ligeramente hasta que la mezcla de gelatina se disuelva. Viertela mezcla en un bol. Mezclar con la salsa de manzana. Refrigera por aproximadamente 4 horas antes de servir.

Ensalada de menta y cilantro

Porciones: 1 cuarto, 27 calorías por porción

Ingredientes

1/3 taza de hojas de menta, frescas, picadas

4 tazas de melón, cortadas en trozos de 1'

3 cucharadas de cilantro hojas y tallos, picados

1 cucharada de jugo de limón, fresco

Azúcar blanca al gusto.

Instrucciones

En un tazón, mezcla el melón, las hojas de menta y el cilantro. Rocía con jugo de limón y azúcar blanca.

Baya de melón y amapola

Porciones: 6, 118 calorías por porción

Ingredientes

2 cucharadas de semillas de amapola

1 taza de sandía, en cubos

1 taza de arándanos

1 taza de fresas, frescas, a la mitad

¼ taza de frambuesas

½ taza de jugo de naranja

1 cucharada de jugo de limón

1 taza de uvas rojas, sin semillas

¼ cucharadita de aceite de oliva

1 plátano en rodajas

1 taza de melón, en cubos

1 cucharada de vinagre de frambuesa

1 taza de ciruelas, en rodajas

1/8 cucharadita de pimienta de cayena

1/8 cucharadita de sal

Instrucciones

Mezcla el jugo de naranja, las semillas de amapola, el plátano, el jugo de limón, el aceite de oliva, el vinagre de frambuesa, la pimienta de cayena, la frambuesa y la sal en un procesador de alimentos o licuadora. Procesa la mezcla hasta que esté bien mezclada. Enfría en la nevera. Cuando esté listo para hacer la ensalada, mezcla las fresas, los arándanos, las uvas, la ciruela, la sandía y el melón en un tazón. Combínalo en la mezcla de semillas de amapola y ¡disfrútalo!

Ensalada De Pollo Y Lima

Porciones: 4, 230 calorías por porción

Ingredientes

4 mitades de pechuga de pollo, sin hueso, sin piel

Jugo y cáscara de 1 limón.

3 cucharadas de cilantro, fresco, picado

½ cucharadita de azúcar blanca

1 cucharadita de pasta de anchoa

10 ½ oz. De caldo de pollo enlatado

½ cucharadita de sal

2 chalotes picados

2 cucharadas de aceite de oliva

2 dientes de ajo picados

2 cucharadas de salsa de soja

Pimienta negra recién molida

Instrucciones

En una sartén, agrega caldo de pollo, cáscara de limón, la salsa de soja y las mitades de pechuga de pollo. Calienta a fuego medio hasta que hierva. Baja el fuego a medio-bajo y cocina a fuego lento hasta que el pollo esté tierno. Transfiere el pollo a una fuente y córtalo en trozos pequeños. Mezcla la pasta de anchoa, el jugo de limón, la pimienta, el aceite de oliva, el azúcar y la sal. Mezcla los chalotes, el ajo, el cilantro y los trozos de pollo.

Ensalada de zanahoria y miel

Porciones: 6, 31 calorías por porción

Ingredientes

1 cucharada de miel

1 libra de zanahoria rallada

1 chorrito de jugo de limón

½ taza de pasas

2 cucharadas de mayonesa

1 taza de piña, triturada

Instrucciones

Mezcla las zanahorias, las pasas, la piña, la miel, la mayonesa y el jugo de limón. Revuelve ligeramente. Enfría en el refrigerador antes de servir.

Ensalada De Pasta y Champiñones

Porciones: 8, 181 calorías por porción.

Ingredientes

1 taza de champiñones, picados

10 onzas. pastafusilli

¾ taza de aderezo estilo italiano, sin grasa

1 pimiento verde, picado

2 tomates picados

1 cebolla picada

Instrucciones

Pon a hervir el agua ligeramente salada en una olla grande. Agrega la pasta y cocina hasta que estén tiernos. Ahora puedes enjuagarlo con agua fría. Coloca la pasta en un tazón grande. Mezcla el pimiento, la cebolla, los champiñones y los tomates.

Agrega el aderezo italiano, mezcla suavemente y enfríe antes de servir.

Ensalada de tomate y atún

Porciones: 8, 246 calorías por porción.

Ingredientes

Filete de atún de 2 ¼ lb., fresco, en cubos

4 tomates, frescos, picados

¼ taza de salsa de pescado asiática

1 manojo de cebollas verdes finamente picadas

½ taza de hojas de cilantro, frescas

1 chile rojo pequeño, fresco, sin semillas, picado

½ taza de jugo de limón, fresco

½ taza de albahaca, fresca

1 cucharada de miel

¼ taza de aceite de oliva virgen extra

Instrucciones

Mezcla la miel, el jugo de limón y la salsa de pescado en un tazón pequeño. En una bolsa de plástico, agregue la mezcla de atún y miel y sella. Mezcla ligeramente y deja enfriar durante aproximadamente 1 hora en la nevera.

Calienta en un cuenco a fuego medio-alto. Añade 2 cucharadas de aceite de oliva. Retira el atún de la bolsa de plástico y cocina la mitad durante 2 minutos en aceite caliente o hasta que esté tierno. Haz lo mismo con el atún restante.

En un tazón grande, combina el atún, las cebollas verdes, el cilantro, los tomates, la albahaca y el chile rojo. ¡Disfrútalo!

Ensalada de Cactus

Porciones: 8, 30 calorías por porción.

Ingredientes

1 Frasco de cactus no pálido de16 onzas., escurrido, enjuagado, disecado.

½ taza de cebolla, cortada en cubitos

½ taza de hojas de cilantro, frescas

5 chiles jalapeños, sin semillas, picados

½ cucharadita de sal de ajo

Zumo recién exprimido de 2 limones

Instrucciones

Mezcla los tomates, el cactus, el cilantro, el jalapeño y la cebolla en un tazón grande. Espolvorea con jugo de limón. Déjalo reposar antes de servir. Cuando esté listo sirve con una llovizna de sal y ajo.

Ensalada de Frijoles negros picantes

Porciones: 5, 220 calorías por porción

Ingredientes

1 Pimiento mediano, sin semillas, picado

3 chiles serranos, sin semillas, picados

2 latas (15 oz.) De frijoles negros, enjuagados, escurridos

½ cucharadita de sal

¼ taza de vinagre de vino blanco

2 tomates finamente picados

2 cucharadas de aceite vegetal

Instrucciones

Combina el pimiento rojo, el chile, los frijoles negros, la sal, el vinagre y aceite vegetal en un tazón grande. Refrigera por aproximadamente 1 hora y luego sirve.

Ensalada De Maíz A La Parrilla

Rinde 3 tazas: 174 calorías por porción

Ingredientes

6 espigas de maíz, cáscara y seda eliminadas

1 Taro de 7 oz. de pimiento rojo dulce, asado, escurrido, picado.

6 hojas de albahaca

1 cucharada de vinagre balsámico

1 manojo de espárragos, cortado en trozos de 1 "

1 cucharada de aceite de oliva

2 dientes de ajo

Sal y pimienta negra

Instrucciones

Calienta tu parrilla a fuego medio-bajo. Prepara la rejilla engrasándola un poco. Arregla las espigas de maíz a la parrilla. Asa durante aproximadamente 10 minutos o hasta que los granos se ablanden. Voltea de vez en cuando. Transfiere el maíz en una bandeja. Deja de lado. Pon a hervir el agua ligeramente salada en una cacerola. Cocina los espárragos por aproximadamente 1 minuto o hasta que se ablanden. Enjuaga los espárragos y colócalos en un tazón grande. Agrega el maíz, el ajo, el vinagre balsámico, los pimientos, la albahaca y el aceite de oliva. Mezcla suavemente. Espolvorea con sal y pimienta.

Limón, Melón y fresa

Porciones: 6, 100 calorías por porción

Ingredientes

2 tazas de fresas, frescas, a la mitad

1 cucharadita de jugo de limón

1 taza de yogur de limón

2 tazas de melón

1 cucharada de miel

2 tazas de sandía

Instrucciones

Mezcla la fresa, la sandía, el melón, el jugo de limón, el yogur de limón y la miel en un tazón grande.

Ensalada de maíz y tomate

Porciones: 6, 75 calorías por porción

Ingredientes

1 Lata de 16 onzas. de tomates, guisados, escurridos, en rodajas.

1 Lata de 8.7 oz. de maíz entero, escurrido

1 pepino mediano picado

2 cucharadas de vino tinto

¼ cucharadita de cilantro, seco

1 cucharadita de hojuelas de pimiento rojo, trituradas

½ cucharadita de comino

1 pimiento verde picado

¼ cucharadita de sal

1 pimiento rojo picado

1/8 cucharadita de pimienta negra, molida

½ cucharadita de ajo picado

Instrucciones

Mezcla los tomates, el pimiento rojo, el maíz, el pimiento verde, el pepino y el vino tinto en un tazón grande. Mezcla el cilantro, el comino, el ajo y los pimientos rojos. Espolvorea con pimienta negra y sal.

Ensalada de pollo al curry

Porciones: 6, 77 calorías por porción

Ingredientes

2 cucharaditas de curry en polvo

3 mitades de pechuga de pollo, sin piel, sin hueso, picadas

3 tallos de apio picados

½ taza de mayonesa

Instrucciones

Mezcla el curry en polvo, las mitades de pechuga de pollo, la mayonesa y el apio en un tazón grande.

Ensalada de papa y mostaza

Porciones: 6, 228 calorías.

Ingredientes

2 cucharadas de mostaza tipo Dijon

7 tazas de papas, peladas, picadas

2 cucharaditas de eneldo, fresco, picado

¼ cucharadita de pimienta

1 envase de 8 oz. de crema agria

1 cucharadita de perejil, seco

½ cucharadita de sal

Instrucciones

Agrega el agua ligeramente salada en una cacerola y calienta hasta que hierva. Pon las papas y cocinar hasta que se ablanden. Esto puede tomar aproximadamente 15 minutos. Transfiérelas a una fuente para que se enfríe. Mezcla las papas, la crema agria, la mostaza, el eneldo, la pimienta y la sal en un tazón. Refrigera por aproximadamente 1 hora y sirve.

Ensalada de atún con Eneldo

Porciones: 15, 50 calorías por porción

Ingredientes

¼ taza de hierba de eneldo, fresca, picada

1 lata de 6 onzas de atún

2 cucharadas de yogur natural, bajo en grasa

2 cucharadas de cebolla verde, en rodajas finas

¼ taza de apio, cortado en cubitos

½ cucharadita de mostaza estilo Dijon, preparada

2 cucharadas de perejil, fresco, picado

2 cucharadas de mayonesa, sin grasa

Instrucciones

Combina el eneldo, el atún, el apio, el perejil, la mayonesa, la mostaza, el yogur y las cebollas en un tazón grande.

Ensalada de patatas con cebolleta

Porciones: 6, 291 calorías por porción

Ingredientes

3 cebolletas, en rodajas finas

2 libras de papas hervidas rojas y lavadas

3 huevos, cocidos, picados

1 tallo de apio pequeño, cortado en cubitos.

2 cucharadas de vinagre de vino tinto

2 cucharadas de perejil, fresco, picado

¼ taza de pepinillo dulce, picado

½ taza de mayonesa

½ cucharadita de pimienta negra, recién molida

½ cucharadita de mostaza estilo Dijon

½ cucharadita de sal

Instrucciones

Agrega las papas en una olla y cubre con agua. Coce hasta que hierva. Reduzca el fuego a medio-bajo y cocina a fuego lento durante unos 20 minutos o hasta que estén tiernos. Enjuaga las patatas con agua fría, escúrrelas y colóquelas en una bandeja para enfriarlas. En un tazón grande, combina las papas, las cebolletas, los huevos, el apio, la mayonesa, el pepinillo, el perejil, la mostaza, el vino tinto, la sal y la pimienta negra. Mezcla para combinar.

Miel de Zanahoria y manzana

Porciones: 8, 58 calorías por raciones.

Ingredientes

1 manzana pelada y sin corazón, rallada

4 zanahorias ralladas

2 cucharadas de miel

1 cucharada de jugo de limón

Sal y pimienta

¼ taza de almendras picadas

Instrucciones

Mezcla todos los ingredientes anteriores en un tazón grande. Refrigera durante aproximadamente 1 hora antes de servir.

Cúscus de pollo con cebolla

Raciones: 6, 281 calorías.

Ingredientes

4 cebollas verdes picadas

1 taza de cuscús

1 libra de carne de pechuga de pollo, sin piel, sin hueso, en cubos

2 tazas de caldo de pollo

¼ taza de aceitunas negras, picadas

1 pimientos verdes, picado

2 cucharadas de jugo de limón, fresco

1 diente de ajo picado

1 pimiento amarillo, picado

2 cucharaditas de aceite de oliva

1 ½ cucharadita de comino, molido

1 pimiento rojo, picado

½ taza de vino blanco seco

Instrucciones

Cocina el cuscús siguiendo las instrucciones del paquete. En lugar de agua, usa caldo de pollo. Cuando esté cocido, escúrralo y colóquelo en una fuente. Calienta un sartén grande a fuego medio. Mezcla en aceite, ajo, vino, 1 cucharadita de comino, vino, pechuga de pollo y 1 cucharada de jugo de limón. Cocina a fuego lento la mezcla durante unos 5 a 7 minutos. Transfiere la mezcla a un tazón grande. Mezcla el comino reservado, el jugo de lima reservado, las cebollas verdes, el pimiento rojo, el cuscús, el pimiento verde y el pimiento amarillo. Sirve y decora con aceitunas negras.

Yogurt de Pepino al ajo

Porciones: 7, 55 calorías por porción

Ingredientes

1 taza de yogur natural, bajo en grasa

3 pepinos, pelados, sin semillas, en rodajas finas

1 cucharada de aceite de oliva

2 cucharadas de menta, seca

2 dientes de ajo picados

Sal al gusto

Instrucciones

En un tazón, mezcla el pepino y el ajo. Rocía con sal y deja reposar durante unos 30 minutos. Desecha cualquier líquido. Revuelve la menta. En un tazón pequeño, mezcla el yogur y el aceite. Combina en la mezcla de pepino. Déjalo reposar antes de servir.

Tomate con ajo y judías

Porciones: 4, 239 calorías por porción

Ingredientes

2 dientes de ajo picados

2 Tomates medianos, frescos, picados

1 Lata de 19 oz de habas escurridas

3 cucharadas de aceite de oliva

Zumo recién exprimido de 1 limón.

¼ taza de perejil, fresco, picado

1 pepino cortado en cubitos

Sal y pimienta al gusto

1 cebolla pequeña cortada en cubitos

Instrucciones

Mezcla todos los ingredientes anteriores en una ensaladera. Disfrútalo.

Ensalada de Frutas

Porciones: 12, 75 calorías por porción

Ingredientes

1 taza de uvas verdes, sin semillas, cortadas por la mitad

1 ½ tazas de arándanos, picados

1/3 taza de pasas

1 taza de manzana roja, picada

2 cucharadas de azúcar blanca

¼ taza de nueces, picadas

1 Envase de 8 oz. de yogur de vainilla, bajo

en grasa.

1 apio, picado

¼ cucharadita de canela, molida

Instrucciones

Mezcla las manzanas, las uvas, las nueces, los arándanos, las pasas, la canela, el apio, el yogur y la azúcar. Refrigera por aproximadamente 1 a 2 horas y sirva.

Ensalada de Zanahoria y col

Porciones: 6 tazas, 237 calorías por porción

Ingredientes

1 zanahoria pequeña rallada

1 repollo pequeño rallado

½ taza de aceite vegetal

½ taza de vinagre de sidra

1 pimiento verde picado

3 cucharadas de azúcar blanca

1 pimiento rojo picado

½ cucharadita de sal

1 cebolla blanca pequeñapicada

¼ cucharadita de pimienta negra, recién molida

Instrucciones

Mezcla las cebollas, el repollo, la zanahoria, el pimiento rojo y el pimiento verde. Agrega el aceite vegetal, el vinagre, el azúcar, la pimienta y la sal.

Sabrosa ensalada de pollo a la barbacoa

Porciones: 4, 168 calorías por porción

Ingredientes

¼ taza de salsa barbacoa

2 mitades de pechuga de pollo, sin piel, sin hueso

2 cucharadas de mayonesa, sin grasa

1 Lata de 8.75 oz de maíz dulce escurrido

1 cebolla roja cortada en cubitos

1 pimiento rojo grande cortado en cubitos

Instrucciones

Cuando esté listo para comenzar a cocinar, calienta la parrilla a fuego medio-alto. Aceita la parrilla y cocina el pollo por unos 10 minutos, gira y cocine por otros 10 minutos. Transfiere a una taza y córtelos en cubos pequeños. Mezcla el pollo, el maíz, el pimiento rojo, el apio y las cebollas en un tazón grande. Combina la mayonesa y la salsa barbacoa en un tazón pequeño. Revuelve en la mezcla de pollo.

Ensalada de curri y quinua

Porciones: 4, 162 calorías por porción

Ingredientes

1 ½ cucharadita de curry en polvo

¾ taza de quinua

¼ cucharadita de ajo en polvo

3 cebollas verdes picadas

1 ½ tazas de caldo de pollo

¼ cucharadita de pimienta negra

1 mango pelado, sin semilla y cortado en cubitos

½ cucharadita de sal

Instrucciones

En una cacerola, combina la quinua, el caldo de pollo, la pimienta, el ajo en polvo, el curry en polvo y la sal. Cocina la mezcla hasta que hierva a fuego medio-alto. Baja el fuego a medio-bajo y cocina a fuego lento durante unos 20 minutos o hasta que la quinua esté bien cocida. Transfiera la quinua a un bol y deja que se cocine. En un tazón grande, mezcle la quinua, las cebollas verdes y el mango.

Ensalada de Tofu y Curry
Porciones: 8, 168 calorías por porción

Ingredientes

1 cucharada de curry en polvo

2 tazas de tofu, extra-firme, escurrida y en cubos

3 cucharadas de cebollas verdes, picadas

1 cucharada de arándanos secos

1 taza de uvas, a la mitad

1 taza de yogur

½ taza de arroz blanco

2 cucharadas de jugo de limón

Sal y pimienta al gusto

¼ taza de nueces

½ taza de apio, cortado en cubitos

Instrucciones

Agregael arroz en una cacerola y cubre con agua. Cocina a fuego alto hasta que hierva. Baja el fuego a medio-bajo y cocina a fuego lento durante unos 20 minutos o hasta que el arroz esté tierno. Mientras tanto; Coloca el tofu en una olla grande, cubre con agua y cocina hasta que hierva. Deja cocer hasta que el tofu se ponga tierno. Puede tardar unos 3 minutos. Escurre el arroz y el tofu y coloca en un tazón grande. Agrega uvas, nueces, apio, arándanos y cebollas verdes. Mezcla ligeramente. En un tazón pequeño, mezcla el curry en polvo, el jugo de limón y el yogur. Revuelve la mezcla de curry en la mezcla de arroz. Rocía con sal y pimienta.

Ensalada de Nectarina y Naranja

Porciones: 4, 90 calorías por porción

Ingredientes

1 naranja grande, pelada, cortada en trozos pequeños

1 nectarina picada y picada

6 cucharadas de yogur natural, bajo en grasa

¼ taza de jugo de naranja, fresco

1 manzana sin corazón, picada

½ taza de uvas, sin semillas

Instrucciones

En un tazón, mezcla el yogur y el jugo de naranja. Deja de lado. En un tazón grande, mezcla la naranja, la nectarina, la manzana y las uvas. Añade la mezcla de yogur y jugo de naranja; Mezclatodo. Enfría y sirve.

Ensalada de col roja y canola

Porciones: 6, 225 calorías por porción

Ingredientes

1 cabeza de col roja, sin corazón, rallada

½ taza de aceite de canola

1 cucharada de azúcar blanca

1 cucharadita de sal sazonada

1 cucharadita de sal

2/3 taza de vinagre de vino tinto

¼ cucharadita de pimienta negra, molida

¼ cucharadita de cebolla en polvo

Instrucciones

Combina el aceite de canola, la azúcar blanca, el vinagre de vino tinto, la sal sazonada y la cebolla en polvo en un tazón. Revuelvecon la col. Guarda en la nevera.

Ensalada de Brócoli y Girasol

Porciones: 8, 49 calorías por porción

Ingredientes

2 cucharadas de semillas de girasol, secas, tostadas.

4 tazas de florecillas de brócoli, frescas

1 cucharada de mayonesa, sin grasa

¼ taza de yogur

¼ taza de cebolla roja finamente picada

3 cucharadas de pasas

2 cucharadas de jugo de naranja

Instrucciones

Mezcla el jugo de naranja, la mayonesa y el yogur en un tazón pequeño. Deja reposar. En un tazón grande separado, mezcle las semillas de girasol, las florecillas de brócoli, la cebolla roja y las pasas. Combínalo con la mezcla de jugo de naranja.

Ensalada de Repollo y Pimienta

Porciones: 6, 99 calorías por porción

Ingredientes

8 tazas de repollo, rallado

½ taza de pimiento verde, picado

1 cucharada de pimiento picado

½ taza de vinagre de sidra

½ cucharadita de mostaza

½ taza de apio, picado

1/2 cucharadita de semillas de apio

¼ taza de agua fría

½ taza de agua fría

1 cucharadita de sal

Instrucciones

Mezcla el vinagre, la semilla de mostaza, la azúcar, la semilla de apio, la sal y el agua en un frasco. Coloca la tapa en el frasco y agita. Refrigera durante aproximadamente 8 a 12 horas antes de usar. Mezcla el pimiento verde, el repollo y el apio en un tazón grande. Mezcla el aderezo y sirve o puedes enfriarlo antes de servir.

Ensalada de Tomate y Pepino

Porciones: 6, 31 calorías por raciones.

Ingredientes

2 Pepinos medianos pelados y cortados en cubitos

2 tomates grandes cortados en cubitos

1 cucharada de jugo de limón

1 cebolla picada grande

Instrucciones

Mezcla todos los ingredientes anteriores en un tazón. ¡Disfrútalo!

Ensalada de Pollo con Queso

Porciones: 4, 166 calorías por porción

Ingredientes

1 libra de mitades de pechuga de pollo, sin piel, sin hueso, cocida

¼ taza de queso feta, desmenuzado

3 dientes de ajo, machacados

½ taza de mayonesa light

½ taza de pimiento rojo picado

2 cucharadas de vinagre de sidra

3 cucharadas de eneldo, fresco, picado

Instrucciones

En una licuadora o procesador de alimentos, mezcla el ajo, el vinagre, el eneldo y la mayonesa. Mezcla hasta que esté bien combinado. Almacena en la nevera durante unas 12 horas. En un tazón grande, combina el pollo, el queso y la pimienta. Espolvorea con el aderezo.

Ensalada de alubias y lentejas

Porciones: 5, 190 calorías por porción

Ingredientes

15 oz. alubias, escurridas

½ taza de lentejas, secas

2 chiles verdes picantes, picados

2 cucharadas de aceite de oliva

1 pimiento rojo, picado

1 pimiento verde, picado

2 tomates picados

1 ½ tazas de agua

½ pimiento amarillo, picado

4 cebollas verdes picadas

¼ taza de cilantro, picado

Instrucciones

Añade el agua y la lenteja en una olla. Cocina hasta que hierva a fuego alto. Baja el fuego a medio-bajo y cocina durante aproximadamente 30 minutos o hasta que las lentejas estén bien cocidas. Mezcle las lentejas escurridas, las alubias, las cebollas verdes, el pimiento amarillo, el pimiento rojo, el pimiento verde, los tomates, el chile verde, el cilantro, el aceite de oliva, la sal y la lima. Puedes enfriar en la nevera antes de servir.

www.ingramcontent.com/pod-product-compliance
Lightning Source LLC
Chambersburg PA
CBHW071901070526
44583CB00016B/1798